Claude Bochurberg

LE CRI DU PSOAS

OU

LE REFLET DE L'HUMAIN

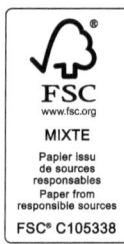

Édition : BoD – Books on Demand
12/14 rond-point des Champs-Élysées, 75008 Paris
Impression : BoD - Books on Demand, Norderstedt,
Allemagne

Numéro ISBN : 9782322397785
Dépôt légal : Octobre 2021

DU MÊME AUTEUR

1-   « Jeux de mains, jeux de vie, l'alternative ostéopathique », avec la collaboration de Françoise Edmonde Morin, Le Seuil 1983

2-   « Mémoire et Vigilance », préface de Serge Klarsfeld, Le Liseré Bleu 1983

3-   « Traitement des rhinites et sinusites chroniques », Maloine 1986

4-   « Une approche ostéopathique de l'angoisse », Maloine 1986

5-   « Brasillach ou la célébration du mépris », encollaboration avec Jacqueline Baldran, AJ Presse 1990

6-   « A l'écoute infinie de la nuit », en collaboration avec Jacqueline Baldran, l'Harmattan 1990

7-   « La vieille femme qui passait », Bibliophane 1991. Rédition augmentée, AJ Presse 2007

8-   « La relation inachevée ou une approche phénoménologique de la relation ostéopathique », l'Harmattan 1991

9-   « l'Histoire bafouée ou la dérive relativiste », avec la participation de Jacqueline Baldran, l'Harmattan 1992

10   - « Rubrique mémoire », recueil d'articles publiés dans « Actualité Juive », présenté par Jacqueline Baldran AJ Presse 1992

11   – « Parole au corps », l'Harmattan 1993

12   – „David Rapoport, la Mère et l'Enfant, 36 rue Amelot, » en collaboration avec Jacqueline Baldran, Montorgueil-CDJC 1994, et réédition Mémorial de la Shoah 2008

13-   « Le corps et l'aventure ostéopathique », l'Harmattan 1996

14- « Entretiens avec Serge Klarsfeld », Stock 1997

15- « Le cri du psoas ou le reflet de l'humain », AJ Presse 2001, suivi de 4 rééditions

16- « La main ou la promesse d'une parole-geste », AJ Presse 2003

17- « La brisure de la coque ou une transmission du dire dans l'œuvre de Levinas », préface de Marc-Alain Ouaknin, AJ Presse 2006

18- « la vieille femme qui passait », AJ Presse 2007, Edition revue et augmentée

19- « La patient-humain », AJ Presse, 2008

20- « Plaidoyer pour l'opacité », Essai, revue Sigila 2010

21- « Les Témoins et le Témoin », préface de Serge Klarsfeld, FFDJF 2011

22- « Souffler sur les braises pour que revivent les ombres », préface de Serge Klarsfeld, AJ Presse 2014

23- « Militer et Témoigner » avec Serge Klarsfeld FFDJF 2016

24-« Introduction à l'ostéopathie psychosomatique », AJ Presse 2017

25- « Les derniers porteurs de voix, la lecture « Primultime » des Fils et Filles des déportés Juifs de France », FFDJF 2017

26- « Marcel (Meir Elazar) Kulski, un prince-médecin », AJ Presse 2019

27- « Militer et Témoigner 2015-2019 » avec Serge Klarsfeld, FFDJF 2020-04-30

28- « Henri Zajdenwerger, l'ultime », préface de Serge Klarsfeld, FFDJF 2020

Les mots commençant par le son PS me semblent dans la sphère médicale, renvoyer à des points où à des pathologies difficiles d'accés ou d'interprétation. Ainsi, psoas, psoriasis, psittacisme... et même psychisme, posent-ils aux patients, comme aux praticiens de réelles énigmes, nous le reconnaissons tous. Quant à la lettre grecque phi je constate qu'il s'agit de l'avant dernière lettre de l'alphabet grec,celle qui précède oméga. C'est intéressant du point de vue symbolique. Et de fait,les points et les pathologies communes échappent au rationnel, à la connaissance... Et ces souffrances isolent, insupportables et / car irrésolues : nous voilà bien hors limites. C'est l'approche de l'infini (ou de la fin!) avec son corollaire d'angoisse ...

Une patiente ... C.D.
Professeur de lettres

S'il est un mal partagé, c'est bien le mal au dos. Un jour ou l'autre, il peut survenir après un effort même des plus modeste - ou bien sans effort du tout, quand ce n'est pas l'épreuve du temps qui usant les amortisseurs cartilagineux de la charnière lombo sacrée, finit par engendrer une gêne cuisante aux multiples changements de position du corps.

Tous ces dysfonctionnements et la manière de les traiter remplissent de vastes bibliothèques. Sans compter bien sûr qu'ils remplissent les cabinets des praticiens auxquels sont associés au quotidien une surabondance de plaintes lombalgiques depuis les temps les plus reculés de l'histoire humaine. Le dos, toujours le dos, le refrain n'est pas nouveau. A toutes les époques et en tous lieux, la complainte du dos se fait entendre. l'homme et son dos traversent l'histoire au gré d'une fatalité inflexible sur laquelle se greffe pour renforcer encore celle-ci, bien des croyances et bien des contresens.

Et notamment, je l'ai développé à plusieurs reprises, les contre sens annoncés par le crédit absolu accordé à la colonne vertébrale expliquant l'origine du mal.

Tout repose sur un mythe tenace: le mythe de la charpente vertébrale, dont nous avions analysé dans un ouvrage précédent la genèse à partir de «son contenant dur fait pour résister et perdurer dans le temps».

La formation du mythe s'expliquerait par l'inaptitude humaine à supporter la moindre défaillance.

Et surtout pas celle qui concerne le dos. La masse de la charpente (et conséquemment la confiance que l'on accorde au dur) serait ainsi garante de l'intégrité de l'être. Sa rectitude serait une loi absolue. A ce compte là, toute douleur en provenance du dos ne pourrait se comprendre que par une désaxation de la masse, une mise à mal de son état structurel. Le mythe repose sur des présupposés mécaniques. L'être armé, soutenu par sa charpente, se doit de poursuivre son chemin en confiance, et ce, avec d'autant plus de force qu'existe un ego dévorant. Le mythe est trompeur par excès de forme. Le solide rassure. Le flou menace.

En son trop plein de sens, le mythe de la charpente livre l'être pieds et poings liés à une logique circulaire d'où il ne sort plus: A son dérangement mécanique doit immanquablement correspondre un geste réparateur.

Le mythe de la charpente ne naîtrait pas d'un artifice, il puiserait ses racines dans notre histoire et sa vitalité serait la meilleure des parades pour la défense de l'être contre lui-même, c'est à dire contre sa propre étrangeté.

Alors, une question: Que faire du mythe ?

Doit-on l'accepter pour le «Bien» du patient ou le refuser pour tourner le dos à l'infantilisation ?

Mais encore faudrait il savoir qu'il existe un ailleurs que la charpente. Cet ailleurs ne va pas de soi. Le mythe en sa médiation fait écran à tout le reste.

Et pourtant, il existe un autre espace, mobile celui là, rétractile ou extensif, à l'origine des modulations existentielles de l'être. Malgré son extrême importance, on se montre par trop discret à son égard. Il est temps de parler du muscle psoas iliaque.

I.

UN MUSCLE QUI COLLE A L'ÊTRE

UN PEU D'ANATOMIE

Le muscle psoas iliaque, l'un des muscles les plus puissant du corps ne se palpe pas aisément. S'insérant sur la 12è vertèbre dorsale et les 5 vertèbres lombaires, ce muscle s'unit au muscle iliaque pour former le psoas-iliaque, lequel enveloppé d'une aponévrose spécifique le fascia iliaca, se termine sur le petit trochanter. Entre les deux grands faisceaux constitués par ces muscles courre le plexus lombaire.

Situé dans la profondeur du tronc pour sa plus grande partie, ce muscle peut être abordé manuellement, uniquement dans son trajet abdominal, avant qu'il ne s'engage en dessous de l'arcade crurale.

En 1985, lors d'une étude consacrée au muscle trapèze, effectuée au laboratoire de physiologie du travail de la Salpétrière rattaché au CNRS, sous la direction de monsieur Matton, nous avions mis en évidence à la suite d'un protocole expérimental étalé sur deux ans, l'interférence existant entre les tensions anxiogènes et le resserrement (la contracture) des myofibrilles composant ce muscle squelettique. Plus les tensions étaient prégnantes, plus la conductibilité électrique, visible à l'oscillographe était augmentée.

Telle était la conclusion à laquelle j'étais arrivé et les résultats de cette recherche ne furent pas sans conséquences pour ce qui concerne ma démarche thérapeutique. Au delà de la sacro sainte charpente vertébrale, cette recherche m'avait appris qu'il y avait bien une autre entité, le muscle en vibration sensible avec les influx environnants, qui présentait «une sémiologie parlante» sous forme de tensions, pour laquelle en son temps, j'ai ouvert quelques pistes dans des ouvrages précédents.

Le muscle trapèze, par la commodité de son abord -les électrodes pouvant y être facilement déposées sur sa surface- a pu servir de base à une réflexion sans pour autant que le protocole expérimental qui fut le mien en 1985 puisse s'étendre à d'autres muscles essentiels, témoins de l'interférence neuro-psycho-somatique.

Les électrodes ne peuvent être appliquées en tous lieux du corps et surtout pas au niveau du psoas iliaque, situé dans la profondeur du tronc et de l'abdomen.

Or, ce n'est pas parce que cette recherche ne pouvait être objectivée, qu'elle devait être laissée de côté.

Ce qui était valable pour le trapèze, muscle de surface, l'est tout autant pour un muscle plus profond comme le psoas, dans la mesure où leur constitution anatomophysiologique -striée et rouge- est identique.

Et puis, le temps a passé. Les observations cliniques m'ont clairement fait entrevoir qu'en cas d'influx anxiogènes, on retrouvait pour l'un et l'autre muscle - et bien sûr pour de nombreux autres - les mêmes tensions exacerbées repèrables directement par des changements dans la posture et l'émergence d'une douleur.

La fréquence de l'apparition de ces troubles, en dehors de toute cause mécanique vraie telle que la souffrance d'un disque intervertébral, ou celle liée à une lésion des facettes articulaires; ne pouvait que m'inciter à approcher «le langage» de ce muscle si essentiel dans l'économie générale du corps; dont le grippage par ailleurs était à l'origine de bien des contre sens.

Ce qui frappe chez ce muscle -on pourrait dire ces muscles, puisqu'il est bilatéral- c'est qu'il impose sa masse charnue à la moitié du tronc. En arrière du péritoine, les reins droit et gauche semblent glisser sur lui et son insertion sur les vertèbres elles-mêmes, le désigne naturellement à la fois comme un tuteur de la colonne et un puissant mobilisateur par ses bras de leviers longs -du tronc sur les jambes ou des jambes sur le tronc. En effet, lorsque le sujet est en position couchée, les deux muscles psoas interviennent pour relever soit la moitié supérieure du corps, soit la moitié inférieure.

En position debout, c'est également ce muscle qui fait fléchir le buste et relever la jambe sur le tronc.

A un degré moindre, il peut en outre être responsable de la flexion latérale de la colonne vertébrale. Sa structure, sa direction, ses points d'attaches de haut en bas, de bas en haut et latéralement, peuvent faire penser à deux jambes prolongées de palettes; ces «jambes» sont représentées par le corps des psoas, et ces palettes par les muscles iliaques.

Et ce qui est frappant encore dans ce contexte, c'est que chaque muscle peut agir pour son propre compte ou en synergie avec le côté opposé. Chaque jambe, et chaque plateau bénéficiant d'une véritable autonomie. Au centre, la colonne elle, assure la fixité de l'ensemble par les attaches du muscle, tout en respectant les contraintes de mobilité imposées par les nécessités de la posture.

La configuration parfaite de l'ensemble est toutefois fragile. Quant au socle représenté par la colonne, il ne l'est pas moins. De nombreux paramètres structurels, à distance de cet ensemble, peuvent en rompre l'équilibre. Cela va de soi.

Mais, et c'est cela surtout qui nous importe, les myofibrilles qui constituent ce muscle si particulier, par sa nature, sa localisation, ses effets, sont extrêmement réactives aux influx irritatifs, expliquant par la même bien des «accidents» survenant au sein de cette configuration.

L'ensemble colonne dure et masses musculaires forment un couple indissociable. Un couple de forces aux potentialités infinies, dans les limites de la physiologie. La mobilité dépend des masses musculaires, le dur constitué par la colonne maintient l'ensemble par son mât central. L'armature est double, dure et molle. Cette configuration subtile, gage d'une robustesse et d'une mobilité inouïe, qui fait par ailleurs le lit des viscères, se situe dans un espace «caché». Le psoas iliaque en effet ne se laisse pas voir directement. Sa fluidité ou sa crispation rejaillissent sur la silhouette. L'état de ce muscle -selon les circonstances- en appelle donc à une déduction indirecte, en somme à une lecture sémiotique.

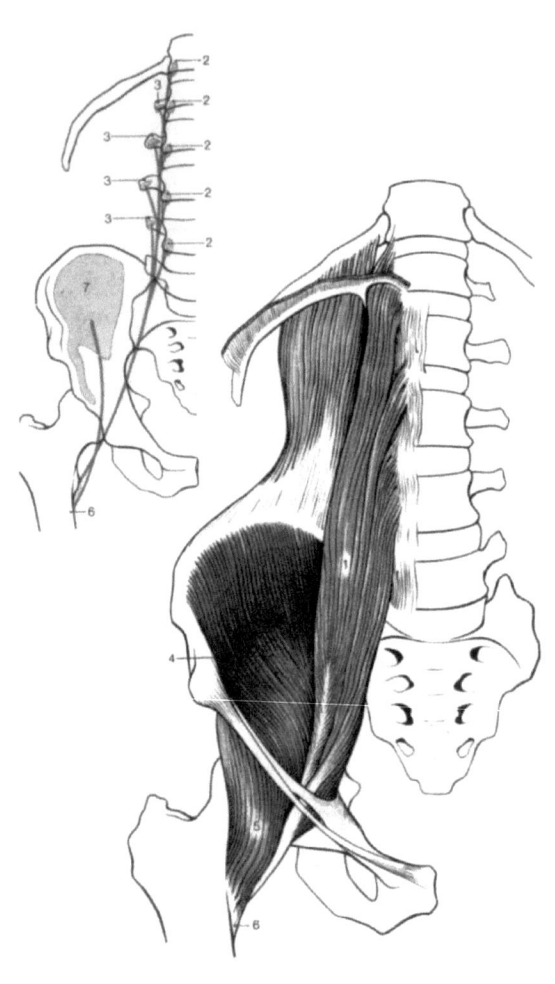

ORIGINE, TRAJET ET INSERTIONS
DU MUSCLE PSOAS-ILIAQUE
(D'APRÈS CABROL)

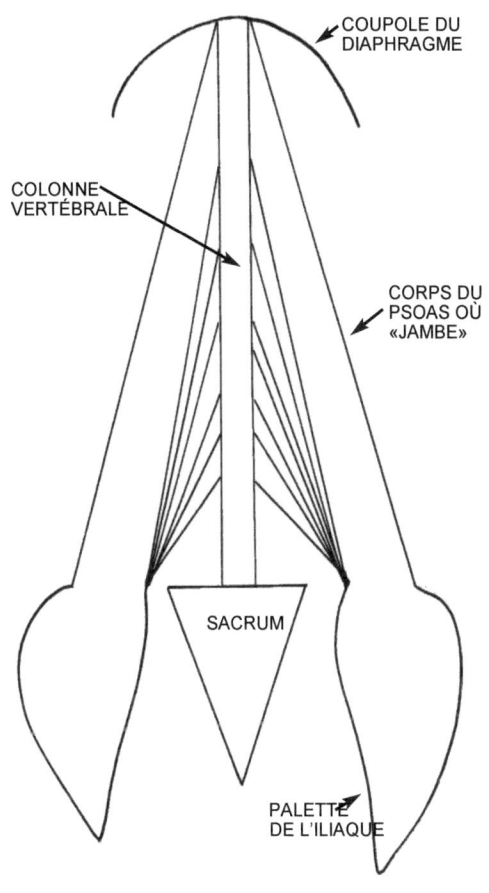

COUPOLE DU DIAPHRAGME

COLONNE VERTÉBRALE

CORPS DU PSOAS OÙ «JAMBE»

SACRUM

PALETTE DE L'ILIAQUE

- CHAQUE «JAMBE» EST
  INDÉPENDANTE L'UNE DE L'AUTRE

- LA RÉTRACTION PEUT SE FAIRE D'UNCOTÉ OU DE
  L'AUTRE

Chapitre 2

UN RELAI OBLIGÉ POUR EXPRIMER UNE SOUFFRANCE

L'expérience clinique le confirme sans peine, le psoas est irrémédiablement concerné dès lors que s'annonce un trouble fut-il d'origine mécanique (vertébral, discal) ou tensionnel (par accumulation d'influx anxiogènes).

Dans un cas la lésion mécanique entraîne une réaction du psoas par effet compensatoire ou d'adaptation au déficit fonctionnel. L'intrication du muscle et de l'os expliquant aisément le phénomène.

Dans l'autre, la décharge d'influx anxiogène se porte sur le muscle lui même, en engendrant souvent de violentes contractures à l'origine de la lombalgie aiguë et même de la lombalgie chronique.

Il va sans dire que pour la clarté de cette démonstration, nous avons opté pour une analyse ultra simplifiée de ces phénomènes. On comprendra qu'il faille nuancer la portée de ces observations et ce, d'autant plus qu'ils existent bien des cas où l'on retrouve chez le patient à la fois un terrain vertébral mécanique défectueux et des décharges d'influx anxiogènes récurrents. Le muscle en ce cas, sollicité par le terrain en question, se rétracte plus ou moins intensément sous la poussée de décharges psycho-neuro-endocriniennes.

Cette interférence existant entre le poids des influx, pour ne pas dire le despotisme, et l'effet sur les myofibrilles du muscle, est bel et bien une donnée avec laquelle il faut compter.

C'est en ce sens qu'antérieurement nous en avions appelé à une réhabilitation ontologique du muscle. Nous ne reviendrons pas sur le développement de cette analyse dans laquelle étaient incluses de manière consubstantielle les notions de déchiffrement du corps.

Pour revenir au psoas, il nous faut retenir que dans tous les cas, il subit les conséquences des troubles d'amont, en changeant la nature de ses myofibrilles. D'élastiques, ces dernières peuvent devenir tendues, rétractées jusqu'à induire l'apparition de douleurs, et bien sûr une modification de la mobilité et de la structure dorso lombaire.

Si l'on se reporte au schéma de base, on observe qu'en cette zone profonde du corps -lieu central symbolique- l'équilibre est une loi obligée au risque d'engendrer des défaillances compromettant la mobilité générale, voire la persévérance à être. Les deux jambes prolongées de leurs palettes n'ont guère d'autre choix que de satisfaire au respect de cet équilibre. Mais ce n'est pas si simple. L'humain ne saurait se définir que par un assemblage de lignes de forces géométriques parfaites. Tout peut arriver. Et effectivement, tout arrive, sans pour autant que l'on soit maître des causes qui les ordonnent. Ce peut être l'une des jambes du psoas qui porte tout le poids du système. Ce peut être l'une des palettes ou les deux, ou bien les deux jambes. Tous les cas de figure sont possibles. La traduction de ces changements de «nature» se sanctionne par une expression douloureuse et une restriction de la liberté originelle. Le sujet semble écrasé par le poids d'une histoire inattendue, accidentelle.

Chapitre 3

UN FREIN À POURSUIVRE LE CHEMIN ?

La position centrale, profonde et surtout l'immense potentialité motrice dévolue à l'ensemble colonne-psoas, en font un pivot essentiel du corps. Au delà de la double armature dure et molle, cette région, communément appelée les reins, fait l'objet de surenchères métaphoriques, tant on lui accorde bien des qualités ou de faiblesses mystérieuses.

Cette région ne symbolise t-elle pas la force physique et même la puissance sexuelle? Ne dit-on pas «la force des reins», avec tout ce que cela comporte d'inaltérabilité? L'énoncé même de la proposition «force des reins» semble s'ouvrir à une permanence indiscutable, une dynamique éternelle.

La force des reins se rit de l'adversité. Rien ne peut arriver aux «reins», dès lors que la force est là, bien vivante, insolente dans la tâche physique, inconsciente des lendemains qui ne chantent pas. Les «reins» comme reflets de l'être succombent à un optimiste béat; duquel sont exclus la dégradation et la finitude.

L'arrogance de cette force là, inhérente à l'être, ne connait pas de limite. Elle ne se ferme à aucun horizon. Engendrée par la double armature dure et molle, cette force engage l'être à un voyage infini, un voyage aux multiples retours de plaisirs et de promesses du corps.

Tant que ça tient, c'est à dire tant que le corps tient, il ne peut rien arriver. La quiétude est reine. Or il suffit pour paraphraser Vladimir Jankelevitch «d'un presque rien ou d'un je ne sais quoi» pour rompre ce bel équilibre, pour mettre à mal cette douce quiétude.

Peu importe les causes au fond. Jamais nous n'en feront l'inventaire. Elles sont toujours là où on ne les attend pas.

Ce qui nous importe bien davantage ici, c'est de tenter de comprendre ce que peuvent bien signifier les modifications de la nature des fibres musculaires. Car tel est le coeur du problème.

Même si les «causes» des troubles en amont restent obscures, pour ne pas dire inconnues ou méconnues, le muscle lui, par sa tension et l'expression de sa souffrance, témoigne concrètement du mal à être. En ce cas, les jambes ou l'une des jambes du muscle psoas, prolongé de sa palette n'assurent plus son rôle de maintien, ni son rôle moteur. L'équilibre se rompt. Le tronc perd sa rectitude. La rétraction des jambes du psoas, uni ou bilatéralement, modifie la liberté de la posture et du mouvement.

La bonne marche du sujet est compromise. Attitude antalgique, difficulté à se redresser, à s'asseoir, à se relever, à enfiler son pantalon, ses chaussettes, mettre ses chaussures, allonger complètement les membres inférieurs en position allongée, ... les signes cliniques ne manquent pas qui objectivent la souffrance du psoas, d'un côté ou des deux côtés.

La rétraction des jambes du muscle entraîne un grippage interne, en fait une sorte de boiterie de l'intérieur du corps, comme s'il s'agissait de mettre un frein à la poursuite de la marche...

Les sources irritatives de toutes sortes, à l'origine de l'éclatement de la quiétude, ne conduisent-elles pas à une autre histoire, cette fois refusée par le sujet ? Un sujet qui par ailleurs n'a que faire de l'espérance en des jours meilleurs. L'atteinte de l'intégrité de sa «force des reins», exacerbe son impatience et son courroux. Non, il ne peut accepter cet état de choses. Non, il n'accepte pas d'être relégué dans un état «hors temps».

Reste qu'au delà des mots ineffables, le corps en son étrangeté supplé parfois à la parole. La rétraction musculaire, dont on sait la perméabilité directe aux influx autonomiques, en témoigne éloquemment. Le psoas en particulier, qui en raccourcissant sa ou ses jambes, bloque ainsi le système et signe par là, métaphoriquement, la révolte profonde du sujet face à la déviance de sa route.

Reste que le blocage ne suffit pas en lui même. La douleur qui prolonge la modification physiologique des fibres musculaires n'est pas innocente. Elle traduit le trouble en exhumant du tréfonds des fibres musculaires raccourcies, une source douloureuse, qui tente de dire sa révolte face à ce qui ne se maîtrise pas.

II.

A LA RECHERCHE D'UNE LANGUE CORPORELLE

Chapitre 4

TOUT SE PASSE À L'INSU DU SUJET

La boiterie interne amenée par la rétraction du muscle, sous tendant elle même le refus de poursuivre le chemin, n'est certainement pas perçue comme telle par quiconque en subit les atteintes douloureuses. Cette hypothèse échappe au souffrant du dos parce que, comme nous l'avons déjà traité antérieurement, notre besoin fondamental de sens, privilégie bien davantage la torsion ou la désaxation d'une vertèbre, plutôt qu'une contracture d'origine psychologique.

Le muscle ne «parle» pas au patient. Peut être, parce que les fibres sont modulables par l'effet de la volonté. En tous cas, c'est un fait facilement observable. L'os, l'articulation, le disque intervertébral, ça fait plus sérieux, ou tout au moins plus concret, pour expliquer les coincements, les déplacements et autres blocages du dos.

Certes, tous ces phénomènes engendrés par des lésions mécaniques authentiques existent bel et bien. Il serait insensé de le nier. Mais, encore une fois, toutes les lombalgies n'ont pas pour seule origine qu'une lésion d'origine mécanique.

Les tissus mous, le muscle en particulier, sont aussi susceptibles de refléter une souffrance. Le trop grand bombardement d'influx issus de tous les espaces neuro-endocriniens du cerveau joue nous le savons directement sur la nature de la myofibrille.

Mais ce jeu là, complexe s'il en est, relève du clandestin, du caché, de l'occulte.

Tout se fait à notre insu. Aussi bien les neuro sécrétions, les neuro impulsions au sein de notre organisme, que l'accumulation des tensions qui rompent l'homéostasie. Nous vivons sous le signe du trop tard.

Quand s'annonce le symptôme, c'est que du temps à passé, du temps non maîtrisé, un temps né de ce que Freud appelait «unbewusst» qui a été traduit par inconscient, alors qu'on aurait du le traduire par à l'insu de.

Ceci n'est pas sans conséquence pour le cas présent. Comme le souligne Boris Cyrulnik dans «De la parole comme d'une molécule», Édition Eshel : «Si le unbewusst freudien avait été traduit par à l'insu de, la psychanalyse française en aurait été changée. Décrits comme exprimés à l'insu du sujet, l'acte manqué, le lapsus deviennent des choses que l'on peut rendre observables. Or la traduction de unbewust par inconscient lui a attribué un sens qui n'est vrai que pour la psychanalyse française. Ce qui explique pourquoi celle ci a eu pendant des années, la haine de l'observation directe: la réalité n'était pas analysable. La psychanalyse française a connu une histoire différente de la psychanalyse allemande ou américaine par effet de traduction. Avec l'autre acceptation, les observations devenaient licites».

A notre insu, comme le déclarait Lacan «ça parle ou ça souffre». Et le muscle à sa façon, participe d'un pseudo langage, d'un balbutiement archaïque, pour dire le trop plein du mal être, fut il chargé d'affects ou d'émotion contenue. Le non dit, souvent, prépare la médiation du corps. Écoutons Claude Olievenstein «Le non dit des émotions» aux Éditions Odile Jacob: «Le non dit a besoin de crudité et de cruauté, il est vie autant que la vie, il est le son dans l'ombre, toujours omniprésent, le partenaire obligé. Il est ce que le sujet désire ou souffre en lui. Il est le manque et ce qui comble le manque, antidote et vérité par rapport au symptôme et au symbole. Il rend caduque la souffrance et la permet. Le tout est dans une finalité qui est loin d'être exclusivement psychique et par et dans l'acte ramène au corps».

En ce sens, ce que l'on observe du psoas, c'est que ses jambes ne tiennent plus le corps. La douleur consubstantielle à la rétraction fige ou empêche toute mobilité. La silhouette semble accablée, raide, le ventre relâché entraîne le tronc vers l'avant. Le rachis à la fois ne se tient plus et se tient trop pour faire face à une douleur qui rappelle à l'ordre le sujet à chaque fois qu'il a à mouvoir son corps.

La douleur, véritable messager entre le corps et le dire habille le symptôme clinique.

Que cherche t-elle à signifier ? Là est la vraie question, et ce d'autant plus que la psychanalyse nous l'apprend, elle se nourrit d'ambiguïté.

Selon J.B. Portalis «Entre le rêve et la douleur», Éditions Gallimard, reprenant l'analyse de Freud: «Le symptôme douloureux pourrait se définir comme formation de compromis, recherche insistante et couronnée de succès, du plaisir caché dans la souffrance». Certes, il ne s'agit pas d'ignorer ni les résistances hystériques du sujet, ni les subtilités de la douleur-plaisir comme reflet de la culpabilité, mais nous laissons cet espace à la recherche psychanalytique. Si l'on revient à l'objet de notre étude, on voit qu'en cas de rétraction douloureuse du muscle psoas, «ça ne porte plus», et dans le même temps, le sujet est bien obligé de se maintenir quelque peu pour s'assumer. Ce conflit lové dans la position même du sujet ne reflète t-il pas un autre conflit, plus existentiel cette fois?

Ce conflit en question ne révèle t-il pas ce que nous avons appelé le temps arrêté ou la crise de l'être: trahi par son propre corps, l'être se voit acculé à sa douleur et rien d'autre. Il n'est plus qu'un cou ou qu'un dos. Le présent l'agresse, le déborde. D'être infini, il devient englué d'immanence. Il n'a plus d'autre horizon que lui même. Intraitable,le présent l'a envahi en ne faisant plus de lui qu'une plainte. Le temps s'est arrêté, le sujet n'a plus d'histoire. Le flux de sa temporalité se fige en un impossible re-commencement, une impossible re-naissance. Le présent trace un chemin qui ne mène nulle part et c'est tant mieux. L'engloutissement dans le présent permet de s'éloigner des souffrances passées et à venir. C'est ainsi que l'être choisit de se mettre au vert, dans le repaire du bourreau. Là où ça ne bouge plus. Là où il n'y a plus rien à attendre...

Il se pourrait bien que la crise de l'être en son exacerbation d'immobilisme ne soit rien d'autre que le fruit d'un conflit entre contrainte et liberté. Rien de bien nouveau. Être ou ne pas être. A ceci près que le «trop» de présent dont témoigne la crise de l'être à travers sa sémiotique de chair, oblige à remonter aux sources mêmes de la métaphysique, c'est à dire au concept de liberté.

Levinas le laisse entendre clairement: «la liberté du présent trouve une limite dans la responsabilité dont elle est la condition. C'est le paradoxe le plus profond du concept de liberté que son lien systématique avec sa propre négation. Seul l'être libre est responsable, c'est à dire non libre. Seul l'être susceptible de commencement dans le présent s'encombre de lui-même».

Le psoas douloureux, témoin du refus de l'être à poursuivre le chemin, obstiné donc à se figer dans la temporalité présente s'apparente t-il à une sorte d'alphabet, pour exprimer un état de crise ? Telle est l'une des vraies questions qui se pose.

Chapitre 5

A QUI S'ADRESSE L'ALPHABET ?

Si l'on peut se demander ce que peut bien vouloir signifier le psoas en sa rétraction douloureuse, une autre question se fait jour: A qui s'adresse l'alphabet du muscle, dont on sait par ailleurs qu'il reste obstinément auréolé de mystère ? De cette question centrale découle trois autres interrogations.

L'alphabet du muscle «parle t-il au sujet lui même, à autrui ou bien participe t-il d'un simple reflet de l'être, sans effet intentionnel aucun ?

Il est difficile de répondre, tant l'alphabet flirte ici avec la métaphysique. Sans oublier en outre que le sujet ne saurait être figé en des positions alternatives prédestinées. D'abord parce que l'être est par nature changeant, ensuite parce que son statut d'unique nous oblige à l'interroger de façon singulière. Il n'y a guère deux situations existentielles semblables. Ce que vit et subit l'être n'appartient qu'à lui même sans possibilité d'analogie d'aucune sorte.

Ceci étant posé, rien ne nous empêche d'interpréter la langue du corps en nous focalisant sur la «boiterie interne» dévolue au psoas, tout en gardant bien présent à l'esprit que l'on s'aventure sur un terrain parfaitement hypothétique. Peut être existe t-il d'autres voies, d'autres pistes autour de ce pseudo langage. Le champ du possible est ouvert sans limite. En attendant, pour les besoins de notre développement, nous retiendrons les trois hypothèses de recherche indiquées ci dessus avec tout ce qu'elles supposent de réduction et d'à peu près.

Le muscle en sa rétraction douloureuse s'adresse t-il à priori au sujet lui-même? Les réponses qui viennent d'emblée ne manquent pas d'atouts. En effet, le muscle ne semble t-il pas obéir, en dehors de toute élaboration intellectuelle, à une sorte d'appel issu de la profondeur de l'être, un appel signifiant que pour le bien du sujet, il lui faudrait marquer une pause dans sa propension à être. Cet appel ne lui signifie t-il pas qu'il lui faudrait renoncer à avancer, à poursuivre un chemin semé d'embûches, comme s'il s'agissait de se placer en position d'hors-jeu ?

Au fond, ce message si subtil adressé au sujet pour lui-même serait une façon de le protéger, et pourquoi pas en cas de conflits suraigus, un façon de lui assurer une authentique survie. La souffrance consubstantielle à la rétraction du muscle, anticiperait ou annoncerait ici, une réponse du corps afin qu'il se préservât de toute attaque par trop stressante.

Sous le masque de cette souffrance se profilerait une sorte de volonté archaïque venue du corps lui même, pour maintenir son intégrité malgré tout. La souffrance en ce sens ne serait qu'un masque derrière lequel serait tapie l'aspiration discrète à prodiguer le Bien pour l'être. Mais cette adresse là, ou ce message issu de la profondeur du corps réservé au sujet lui même, se jouerait et de sa lucidité, et de sa clairvoyance.

Le paradoxe, s'il en est, reposerait sur le fait que tout en étant un message pour le sujet, ce message serait absent du champ de sa conscience, faisant en quelque sorte de l'être, un averti malgré lui. Tel est peut-être ce qu'il faut entendre par l'intelligence du corps, que seule une observation folle, dotée d'une imagination fertile laisse approcher...

Dans la même mouvance de recherche, on peut tout aussi bien supposer que cet alphabet en question ne s'adresse pas au sujet lui même, mais cette fois à autrui.

Au fond, cela revient à méditer sur la douleur. En laissant de côté ses fondements physiologiques, cliniques, c'est bien plutôt son versant symbolique ou métaphysique qui nous intéresse ici, dès lors que cette douleur prédisposant à l'impotence compromet on l'a vu, et le maintien de la silhouette, et la liberté du sujet.

Tout comme dans le premier cas évoqué plus haut, rien ne nous empêche de penser là encore, que l'alphabet participe d'un appel du corps à se préserver lui-même. Cette donnée étant posée, on peut se demander toutefois si la douleur et son expression concomitante ne déborde pas l'être pour en appeler, au-delà de lui-même, à l'Autre, afin de recevoir de lui, par delà son enfermement insupportable, une aide ou tout au moins une proximité apaisante.

Parler sa douleur, exposer sa plainte, n'est-ce pas déjà tenter de l'extraire de soi ?

Nommer son mal ou simplement dire «j'ai mal», n'est ce pas déjà désigner à un autre que soi-même, le rejet du désordre corporel, avec son corollaire de bouffées d'angoisse ?

Exprimer son mal, n'est-ce pas déjà se mettre en position d'attente, attente indéfinissable du retour au silence, à la paix, au confort d'être ?

Dire le mal enfin, le traduire en mots balbutiants, n'est ce pas une manière de convoquer l'extériorité pour rétablir le sens perturbé ? N'est-ce pas là, le signe d'une démarche humaine, avec tout ce qu'elle comporte, de naturel à requérir, à convoquer l'autre en sa proximité, pour taire un mal toujours en excès, annonciateur du pire ?

La tentation est forte d'adhérer à cette analyse dès lors que l'on n'ignore rien de «l'intelligence» organique. Tentation ne signifie nullement qu'on se soumette pour autant à une vérité révélée.

Il se pourrait bien par ailleurs, que cet alphabet de signes, ne soit à l'origine d'aucun message adressé ni au sujet, ni à autrui. L'alphabet en ce cas, ne serait tout au plus qu'un simple reflet d'être, une souffrance sans intention, témoin passif de l'interférence existant entre les tensions anxiogènes et le tissu musculaire. Pourquoi pas. Là encore, il nous faut être circonspect. Il serait hasardeux de prétendre comme le déclara en son temps Groddeck que «les tissus ont une âme». Tout au plus savons-nous qu'ils vivent à l'unisson de l'être. De là à les doter d'un langage caché, c'est une autre affaire. Entre eux et nous se dresse un silence opaque, un no man's land infranchissable. Sans satisfaire à une option poétique, autrement dit, si nous décidons qu'ils ne sont forts d'aucun attribut informatif, au moins pouvons nous admettre qu'ils traduisent le plus simplement du monde, un état donné de l'être. Si nous nous engageons sur cette piste, nous pouvons affirmer que la douleur qui émane de la structure musculaire, est une douleur neutre, non intentionnelle. Une douleur qui est, laquelle ne ferait qu'exprimer les intermittences du corps.

Dans les trois cas envisagés, nous sommes dans le flou. Pas étonnant à cela. L'être ne se donne pas. Toute tentative d'identification à son endroit est un leurre. L'hypothèse la plus sophistiquée ne débouche sur aucun absolu.

Largement ouvert, le mystère de l'être requiert des approches plurielles.

Face à la souffrance, l'espace strictement médical est souvent dépassé, inadéquat. C'est pourquoi aucune bonne volonté ne saurait être écartée.
L'approche de l'être souffrant sollicite la réflexion, la créativité, pour ne pas dire l'inventivité, et bien sûr beaucoup de rigueur, pour tenter de se tenir au plus près de son réel et de sa mouvance infinie.

Chapitre 6

UN ALPHABET BIEN MYSTÉRIEUX

Comment s'y retrouver ? La «boiterie interne», l'impotence partielle ou totale, la déficience du muscle, la douleur ressentie par le patient, tout cela constitue autant de signes patents indiquant l'état de crise (tout au moins dans l'hypothèse particulière de cette étude), mais ne conduit pas à l'expression d'un vrai langage en soi. Et pourtant, nous le pressentons: ça parle. Que signifient la rétraction du muscle et sa douleur implicite ?

Que tente ainsi de dire le sujet, sans pour autant qu'il en ait conscience ? tel est ce qui ressort de cet alphabet du muscle à l'aspect bien mystérieux.

Ce que nous savons, c'est que nous nous trouvons face à une souffrance du muscle, une souffrance de chair. Ce que nous savons encore, c'est que la chair précède le langage. La douleur qui renvoie à la chair, au muscle donc, se met au diapason de l'origine embryonnaire, du noyau originel de l'être, et conséquemment l'assigne comme l'eût dit Levinas à sa solitude d'existant. Or si le langage humain, autrement dit si «la parole permet de voler au delà de l'être», la chair elle, ne le permet pas. L'être n'échappe pas à son poids d'existant, à son poids de chair. Quoi qu'il arrive, la Chair le ramène à sa position d'existant, à sa prison de fibres et de fuseaux charnus, en phase ou en vibration avec la vie qui va. Freud lui même n'ignorait pas ce destin de chair. Pour lui, le corps était un vaste réceptacle des turbulences de la vie psychique. Il s'en explique dans «Abrégé de psychanalyse», Éditions P.U.F.: «Bien des gens, appartenant ou non aux milieux scientifiques, se contentent de croire que le conscient constitue à lui seul tout le psychisme et, dans ce cas, la psychologie n'a plus d'autre tâche que de distinguer, au sein de la phénoménologie psychique, les perceptions, les sentiments, les processus intellectuels et les actes volontaires.

Et pourtant tout le monde s'accorde à penser que ces processus conscients ne forment pas des séries fermées sur elles mêmes et sans lacunes, de sorte qu'il faudrait bien admettre l'existence de processus physiques ou somatiques accompagnant les phénomènes psychiques, et plus complets que les séries de ces derniers, puisque certains comportent des processus conscients parallèles et d'autres non. Il semble naturel alors de mettre l'accent en psychologie, sur ces processus somatiques, de voir en eux ce qui est proprement psychique et d'essayer de juger autrement le processus conscients.»

Ce corps réceptacle, en vibration avec les fluctuations de l'être, et dont les haubans musculaires portent les stigmates, à la fois s'abandonne au «pâtir pur», notion chère à Levinas, et dans le même temps s'exhibe sans retenue.

La douleur relayée par la parole est là pour tenter de dire l'atteinte de l'être, et de ce fait chercher à s'en extraire.

Mais tout cela ne nous fait guère avancer d'un pouce. Nous sommes toujours dans l'indéchiffrable. On pressent bien que ça souffre, mais on ne sait pas pourquoi. Les causes mises bout à bout ne résolvent rien. Le mystère est là tout entier, fort d'un alphabet inachevé. Ici, la rigueur mathématique n'a pas sa place. L'existence de l'être participe, stricto sensu, d'une aventure, où le moindre des influx résonne dans la profondeur de la fibre. Au delà de leur masse de chair et de sang, les muscles vibrent de la vie même, la vie humaine avec tout ce qu'elle comporte de flottement entre le pire et le meilleur.

Parfois, le muscle crie son mal être. D'autre fois, il s'abandonne au silence, sans pour autant que ce dernier attestât d'une paix réelle.

L'insu veille, dont on sait qu'il avance au pas de la temporalité de l'être. Dans le silence ou dans l'excès de parole portant la plainte, ça n'y change rien. Le poids de l'existence impose sa loi. Personne n'y échappe.

En ce sens, les tribulations du psoas n'offrent guère de surprise. La plainte qui découle de sa rétraction, elle même en relation avec une source irritative, figure parmi les grands classiques de la consultation quotidienne en ostéopathie.

Encore une fois, que signifie ce refus des fibres à maintenir le cap ? Nous ne saurions le dire, tant la plainte du sujet qui l'exprime s'avère singulière, unique. A son endroit, tout peut être pensé, supputé, imaginé, y compris ce qu'avance Freud dans son «Abrégé de psychanalyse». Il n'est certainement pas interdit d'adapter cette hypothèse au propos qui nous occupe. Écoutons le maître de Vienne : «A mesure que se poursuit notre travail et que s'approfondit notre connaissance, nous constatons toujours plus nettement que deux autres sources de résistances, deux facteurs nouveaux méritent toute notre attention. Tous deux, totalement isolés du malade n'ont pu être pris en considération au moment de la conclusion de notre pacte; ils n'émanent pas non plus du moi du patient. On peut les réunir sous le terme «besoin d'être malade» ou «besoin de souffrir», mais bien qu'apparentés, leur origine est différente. Le premier de ces deux facteurs est le sentiment de culpabilité ou conscience de culpabilité, ainsi qu'on l'appelle en négligeant le fait que le malade ne le ressent ni ne le connaît».

Tensions entretenant la culpabilité du besoin de souffrir ou culpabilité entretenant les tensions et conséquemment le refus de poursuivre le chemin, tout cela ne change guère en aval du problème. Le sujet souffre, et son psoas est là pour le dire. A nous de l'admettre (pas dans tous les cas bien sûr), et surtout à nous de décoder son alphabet, même inachevé.

Et s'il s'agit encore une fois d'une aventure incertaine, propice à tous les contre sens, elle en vaut la peine. L'humain mérite davantage qu'un statut d'objet. Son histoire à nulle autre semblable, impose de tout prendre en compte, de tout entendre, le signifiant corporel comme le signifiant verbal formulé ou non, afin d'apporter un peu de paix au patient.

Le pseudo langage véhiculé par le psoas ouvre des pistes. L'exploration de l'espace hybride compris entre le toucher ou le voir, et le dire, ne saurait se passer de cet alphabet, lequel en appelle à notre sens de l'humain.

III.

UN NOMADISME ONTOLOGIQUE

Chapitre 7

SUR LES TRACES DE L'INTIMITÉ DE L'ETRE

Combien même on ignore le destinataire du message, il n'empêche que la souffrance est là. Il suffit de regarder une planche anatomique. Le psoas fait le lit du ventre. En cas de rétraction de ce même muscle, ses propres fibres laissent échapper de la profondeur, une douleur. Ce lieu aux contours impénétrables d'où germe la souffrance, nous l'avons appelé la matrice essentielle.

Recouvrement de l'espace digestif et sexuel, cette matrice en appelle à des résonances symboliques fortes, participant de l'intimité de l'être. Ce lieu de vie, au plus près du jouir, de l'absorption et de la gestation, renvoie par sa nature même au solipsisme métaphysique. Solitude de l'existant, la vie annonce la finitude. Le «Dasein», l'être pour la mort si cher à Heidegger n'est pas loin...

Dialectique de l'être et du non être... On en revient aux grandes questions qui taraudent les humains sans parvenir à résoudre quoi que ce soit... Le mystère est intact.

L'intimité malmenée, nous restons avec nos questions sur les bras.

Que peut signifier cette atteinte de l'être qui en passe par la manifestation douloureuse du muscle ?

Que signifie son balbutiement inaudible ?

Le paradoxe n'effraie pas la plainte. Si l'angoisse prend une épaisseur par le biais de la rétraction, elle n'expose rien de la nudité de l'être. Le signifiant perçu ne déflore guère son intimité. Malgré l'acuité éventuelle de la douleur, on reste dans de l'innommé, dans de l'obscur.

Ainsi sommes nous dans l'obligation de traduire le chant du corps, d'interpréter ses grondements et autres soupirs, avec ce que cela suppose de délire et de débordements. Par son inviolabilité, la matrice induit le questionnement, l'éclosion pourquoi pas d'une parole propice à l'accueil du métaphysique le plus pur.

Toute la question du pourquoi de l'être pourrait se poser à cet instant.

Pourquoi la souffrance lui est elle consubstantielle ?

Ne peut on pas à la suite de Levinas parler d'une souffrance inutile ?

Le maître s'en explique: «A la souffrance se réfère tout mal. Elle est l'impasse de la vie et de l'être, leur absurdité où la douleur ne vient pas «colorier» d'affectivité, et en quelque façon innocemment, la conscience. Le mal de la douleur, la nuisance même, est l'éclatement et comme l'articulation la plus profonde de l'absurdité.

Que dans son phénomène propre, intrinsèquement, la souffrance soit inutile, qu'elle n'y soit pour rien est donc le moins qu'on puisse en dire. Sans doute, ce fond in-sensé que l'analyse paraît suggérer est-il confirmé par des situations empiriques de la douleur, en quelque façon, sans mélange et qui s'isole dans la conscience ou absorbe le reste de la conscience».

Aussi cette notion d'inutilité ne saurait être pour Levinas une fin en soi. Du tréfonds de l'absurde peut percer une lueur humaine... Tel est en tout cas son credo: «Le mal de la souffrance -passivité extrême, impuissance, abandon et solitude- n'est-il pas aussi l'inassumable et, ainsi, de par sa non-intégration dans l'unité d'un ordre et d'un sens, la possibilité d'une couverture et, plus précisément, de celle où passe une plainte, un cri, un gémissement ou un soupir, appel originel à l'aide, au secours curatif, au secours de l'autre moi, dont l'altérité, dont l'extériorité promettent le salut ?»

L'intimité de l'être, en situation de souffrance, en situation donc d'«absurdité» hâterait-elle l'éclosion d'une autre langue ? D'un texte à découvrir ? Là encore, le philosophe de l'éthique le suggère : «Visage, déjà langage avant les mots, langage originel du visage humain dépouillé de la contenance qu'il se donne -ou qu'il supporte- sous les noms propres, les titres et les genre du monde ... Langage de l'inaudible, langage de l'inouï, langage du nondit. Écriture».

Chapitre 8

AU BOUT DE L'INTIMITÉ, LE SENS NE SE DONNE PAS ENCORE

Si l'on suit Henri Meschonnic dont l'autorité en matière linguistique est incontestable, «Parler du sens ne va pas de soi, et encore moins, bien sûr, parler de contresens ou de non-sens».

Voilà très grossièrement ce qui ressortit au langage pur. Partant de là, on peut admettre que pour ce qui concerne le fameux «langage du corps», langage sans parole, langage introuvable, le terrain soit encore plus miné...

Nous sommes conscient du fait que toute analogie entre le langage du corps et le langage parlé serait mal fondé. Les deux situations existent pour elles-mêmes, sans qu'on puisse les substituer l'une à l'autre. Tout juste peut-on parfois les superposer, et encore avec d'infinies précautions. Ceci étant, l'analogie ne saurait être écartée dès lors qu'elle participe d'un modèle théorique supportant l'exploration.

En reprenant l'analyse d'Henri Meschonnic, et en l'appliquant à la problématique posée par la rétraction du muscle psoas, il ne serait certainement pas délirant de préciser que «le langage n'est pas une totalité. Il est infini». Référence à Levinas, bien sûr.

La poursuite de l'analyse du linguiste distingué apporte un éclairage supplémentaire: «Il n'y a pas de sons dans le langage: il n'y a que des signifiants, c'est à dire que tout fait sens dans le langage; même la moindre consonne, la moindre voyelle, dans un discours, fait sens -bien sûr pas toute seule. Toute seule, ce n'est qu'une abstraction du linguiste ou du phonicien. Et le rythme, c'est cet ensemble où fonctionne l'un par rapport à l'autre, tous les éléments en interaction, et non plus l'un par rapport à l'autre».

Nous ne saurions nous étonner outre mesure du surgissement de cet ensemble s'agissant de la production du langage. Complexe à l'extrême à sa sortie en aval, il ne pourrait l'être moins en amont. Précisons la pensée du linguiste à propos du sens en le rattachant à notre propre recherche:

«Le sens, s'il y en a, est dans le rythme, comme le langage est dans le corps, et cela, en jouant sur les mots, aussi bien dans le corps individuel que dans le corps social. Le sens du discours est dans le rythme et pas dans les mots, et je crois que c'est là ce que l'on pourrait prendre comme base théorique d'hypothèse de travail, base générale applicable à toute conception d'ensemble».

Question de logique, si l'on peut dire. La complexité baigne l'humain. L'être, nous le savons n'est pas saisissable. Et la souffrance qui l'habite encore moins saisissable. Aussi, fort de l'observation, et surtout de l'apport du linguiste, faut-il admettre que le langage dispensé par le psoas, ne saurait, pour avoir quelque chance d'être pris en compte, se passer d'un ensemble de signifiants hétérogènes, quant à leur point d'ancrage dans le corps, mais dont la vocation serait de faire chorus, pour tenter de témoigner du mal. Au fond, la rétraction du muscle psoas offrirait en elle trop peu d'indices pour être crédible. Il lui faudrait d'autres signes associés, afin de se montrer à la hauteur de la complexité ambiante.

Nous acceptons d'autant plus cet état de choses, que dans nos recherches antérieures nous avions montré de quelle façon les tensions anxiogènes s'incrustaient dans divers endroits privilégiés du corps. Nous n'y reviendrons pas. Tout juste est-il peut-être utile de rappeler que ces endroits intéressent le crâne, le visage, le cou et les trapèzes, le plastron sterno-thoracique, l'abdomen enfin avec le plexus coeliaque et les viscères dont on sait qu'ils sont très réactifs aux stress..

En revenant au psoas, on comprendra sans peine qu'on puisse en cas de mal être, adjoindre à sa rétraction douloureuse d'autres troubles corporels à distance de cette dernière. C'est qu'à l'évidence, la langue du corps est plurielle, polyforme. À partir d'une centralité douloureuse, l'expérience nous a appris qu'il ne fallait guère négliger les indices périphériques pour se frayer un modeste chemin vers autrui. Tout compte, le plus petit signe comme le plus criant. Et l'approche de notre psoas douloureux ne déroge pas à cette règle. Les signes lisibles à sa périphérie doivent nécessairement faire partie du contexte, afin de se conforter davantage dans la quête du sens.

Outre la périphérie, et tout ce qu'apporte la relation humaine en situation thérapeutique, laquelle prend bien garde dans tous les cas de ne pas décapiter l'être de ses affects, de ses émotions, il faut certes savoir s'attarder sur la centralité offerte par le psoas. Le tableau on l'a vu est souvent éloquent. Au delà de la souffrance, se laisse percevoir : attitude antalgique, restriction de mobilité par claudication interne, sensation de gêne douloureuse profonde en provenance du bas-ventre... Ce cortège de signes accompagnant la rétraction, se prolonge d'une parole pour dire le mal, comme s'il s'agissait en nommant ce dernier, pour le patient de l'exorciser. En vérité, si l'on suit bien Henri Meschonnic, ce langage, parlant la plainte par la parole, ne servirait pas à quelque chose: «Le langage ne sert pas à. Une cuillère sert à manger de la soupe, mais le langage ne sert pas à, puisqu'on est soi-même langage».

Allant au bout de sa proposition, le linguiste semble nous mettre en garde contre toute forme de réduction concernant le langage. Écoutons le : «Dire que le langage sert à... En fait, c'est une conception politique du langage. La notion commune dualiste du signe n'est pas seulement une théorie. Cela n'expliquerait pas son immense influence. Bien au delà de la conception stoïcienne de départ, cette conception du signe est en même temps une pragmatique et une politique. Elle est fondée sur la logique de l'identité et implique une vaste conception du pouvoir».

Donner du sens à la plainte de l'être n'est certes pas si anodin. Effectivement, cela engage le praticien au sens le plus large, donc y compris politique. Mais le patient aussi, dès lors qu'il impose son sens...

Le despotisme lié à l'imposition du sens de la plainte est un mal plus répandu qu'il ne faudrait. Il se nourrit de réciprocité.

Accepter qu'au bout de l'intimité le sens ne se donne pas, ne va pas de soi. C'est le fruit d'une authentique humilité, le gage que l'on accepte résolument d'être «hors-jeu» ou en position d'étranger fraternel, face à l'autre.

Chapitre 9

LE CRI DU MUSCLE EN APPELLE À L'ÉMERGENCE D'UNE AVENTURE EXISTENTIELLE

Ainsi, même si les signifiants offerts par le corps sont par trop paroxystiques, l'intimité du sujet est préservée. Le sens ne se donne pas. Face au cri émis par le muscle, le praticien n'est jamais, quoiqu'il en pense, en position de maîtrise. Certes, la souffrance du muscle exprimée par sa rétraction, s'abandonne au palper, mais le mystère qui la sous-tend reste entier. En aucun cas la praticien ne peut pratiquer une lecture exhaustive quant à la signification du mal être. La mission du soignant se heurte à l'inachevé de la relation, sans pour autant que ce manque à percer le secret de la plainte puisse entraver le protocole thérapeutique. Au fond, l'ardeur à traiter ne se nourrit-elle pas du manque ? C'est à voir. Ce qui est certain, c'est que cette quasi impossibilité à cerner la souffrance d'autrui, est propice à une aventure singulière dès lors que le sujet réclame une aide ostéopathique.

Face au cri du muscle, le praticien n'a guère d'autre alternative que de faire avec ce qu'il a, pour tenter d'accompagner au mieux le patient qui le sollicite. Ses armes ne manquent pas: sa présence, ses mains, son écoute, sa parole, sont, nous avons eu l'occasion par ailleurs de le développer, des atouts précieux. Tout cela facilite la rencontre, laquelle engendre -et c'est heureux- le plus souvent un apaisement du mal. Soit, mais le succès dont-il est question ne saurait pour autant permettre le moindre débordement triomphaliste. Autrui ne saurait être assigné à une place quelconque. Un lieu, une identité ou une essence... Sa condition d'humain le destinant au nomadisme ontologique, toute velléité de maîtrise à son endroit participe d'une imposture, et surtout d'une violence. Admettre cet état de choses, c'est là le préalable du soin, ou tout au moins le préalable à un dépouillement égotique pouvant conduire à une rencontre véritablement humaine.

Autrui n'étant pas saisissable, et cette vérité étant bien reçue, il s'agit néanmoins de l'approcher au plus près de ce qu'il vit et ressent. Tel est le défi à relever.

Il s'agit de se porter au devant de celui qui nous réclame de l'aide, en acceptant que nous ne saurions être pour ce dernier, qu'un simple passeur, ou le médiateur , de l'aménagement d'une sorte de pause au sein de la tempête.

Se porter au devant du sujet en ostéopathie en passe par la médiation d'une PAROLE-GESTE, pour laquelle, nous savons «qu'en une révolution tranquille, dans le silence le plus accompli, l'air de rien, il se pourrait qu'elle aidât le sujet à se dépasser. Plus qu'un savoir faire, il s'agirait d'un acte de vie».

La position «hors-jeu» du praticien, son étrangeté également, ouvrent la voie de l'aventure. Le geste épousant autrui, en un accompagnement pacifique, hâte paradoxalement chez le sujet l'éclosion d'un conflit annonciateur de paix. D'un côté, il se sent compris, accepté; de l'autre, il se sent dépossédé de lui-même par le seul fait d'un toucher extérieur à sa chair.

A l'instar d'Adam, le premier homme, de la côte duquel la femme est issue, il se pourrait bien que cette greffe soit métaphoriquement porteuse d'un éclatement de soi, bref, d'un authentique ébranlement existentiel.

IV.

UN DÉBAT MODERNISSIME

Chapitre 10

UNE INVITATION À SORTIR DE SOI

Soit. Le sens ne se donnerait pas tout à fait. Gage de protection du quant à soi, l'intimité serait inviolable et inexprimable en son absolu, si ce n'est pour ce dernier point, par une rupture de l'harmonie mécanique. Par un trébuchement, une claudication, un raté.. Bref, par le murmure d'un grain de sable enrayant la bonne marche du corps. À ce moment de la confrontation d'avec la rétraction douloureuse du psoas, c'est tout ce que l'on peut dire de ce qu'il traduit, ou bien ne traduit pas. L'énigme reste entière. Relation par essence inachevée. Nous sommes, quoique nous pensions, face là à un trou de savoir, un trou que l'on ne saurait combler, au risque, nous l'avons vu, de tomber dans la violence de l'imposition du sens.

Hors-jeu. Entre l'un et l'autre, il n'y aurait rien d'autre qu'une position de hors-jeu, par un déficit au fond de sens naturel. Et il faut faire avec. Notamment l'ostéopathe vers lequel tend l'espoir d'un apaisement du dos en souffrance.

Le sens en attente toujours, ne contrarie nullement les soins et tout ce qui peut faciliter la résolution du mal. La prison de muscles verrouillant le corps, débouche immanquablement sur la volonté d'en finir avec ce mal-être. Retrouver le silence du corps, renouer avec la quiétude, ces états naturels en somme, ne sont jamais autant réclamés que lorsque la machine se grippe. Paradoxe de la condition humaine: on est soi-même acteur de son propre mal, et dans le même temps, on ne saurait supporter le moindre spasme. Littéralement, il faut en sortir. Sortir de cet état où l'on perd quelque peu de son intégrité physique, un état marqué, par l'arrêt du flux de l'être. Face à cet arrêt, à cet enfermement, il faut une brisure, un événement, pour que la vie revienne, pour au fond que la course à être, poursuive son chemin sans écarts...

Héritage de la pensée de Levinas : l'autre qui nous fait face, annonce la brisure de l'être. Une brisure salutaire dans le cas qui nous préoccupe, laquelle déchirant la coque de l'ego, fait du même coup, entrer de l'air frais au sein de la monade.

Le temps arrêté de l'être s'ouvre au temps de l'autre. L'être n'est soudain plus seul. De l'autre entre en lui. Du temps vivant se lève. Temps de l'aventure, temps de la rencontre. Événement. La seule apparition de l'humain prédispose au voyage. Le temps annoncé par le surgissement d'autrui s'enfle d'un éveil incoercible. On ne contourne pas la présence de celui qui vous fait face. Peut être parce que l'on ne disparaît pas sous son regard ? C'est à voir. En tous cas, ce que l'on peut dire, c'est que toute présence est obsédante par nature. Et la perte de l'intégrité physique ajoute à l'obsession. Rien de plus normal: toute douleur usurpe encore davantage notre identité supposée. Relation fallacieuse, s'il en est. La souffrance renforce le masque du malaise à se voir exclu de son visage authentique. Ainsi, la présence d'autrui serait à la fois une chance et une régression. Tel est le reflet de la condition de l'humain. Nous sommes sur la crête, entre deux versants. Et ce conflit bien involontaire, en appelle au langage, comme toujours dès lors que l'on considère l'espace humain. En effet, si autrui met fin par sa seule présence (sans que l'on envisage pour l'instant, ni son écoute, ni le recours de sa main) au retranchement sur soi, rien ne s'accomplit encore qui libère l'être de sa prison musculaire. Après le «qui vive» engendré par la proximité d'autrui, le malaise et la socialité qui nourrissent la relation dans ses préliminaires, encore faut-il nommer l'événement pour quitter sa coque blindée. Ajuster l'événement d'être au prisme du langage. Il n'y à là rien de bien nouveau. Mais c'est ainsi.

Quitter sa prison de muscles impose un jeu conscient. Une lucidité. Une quête d'un déjà vu ou déjà éprouvé. Bref, une situation familière à laquelle se raccrocher pour tenir face à la proximité d'autrui. En ce sens, le langage est un allié. Il permet au sujet d'aspirer à une saine hétérogénéité, sans se dissoudre néanmoins. La sortie de soi n'est pas loin.

Chapitre 11

L'ÉCLOSION DE LA PAROLE CONDUIT-ELLE A LA RÉSOLUTION DU MAL ?

La question reste ouverte. Cependant, sans trop s'avancer, il n'est pas délirant d'admettre que la libération d'une parole soit en elle-même apaisante pour desserrer quelque peu les griffes du muscle en souffrance.

La parole est ce qui rend possible l'écart d'avec la chair, et conséquemment ouvre à la liberté. Ce que nous savons c'est que la parole est voyageuse. Pénétrante, inquisitrice ou secourable, elle induit une certaine plasticité de l'être en modulant son humeur. Les praticiens n'ignorent rien de tout cela. Un geste bienveillant, un geste fraternel prolongé d'une écoute attentive du corps et du dire, font déjà beaucoup pour l'être en détresse. Pour aller plus loin encore, ne faut-il pas joindre comme l'on dit, le geste à la parole ?

Pour qu'une parole vole au delà de l'être, encore faut-il qu'il y ait une incitation à ce qu'il en soit ainsi. Cette condition remplie, rien n'empêche de penser que la parole puisse s'enorgueillir de posséder des vertus guérisseuses... En tous cas, tel est le message dispensé par Boris Cyrulnik: Ayant conduit ses travaux d'éthologie humaine vers une biologie de l'affect attentive aux signes du corps et aux pouvoirs de la parole, le chercheur n'hésite pas à affirmer que cette dernière aurait un effet moléculaire certain sur l'organisme dès lors qu'elle s'énonce face à autrui: «Certaines interactions langagières ont une fonction tranquillisante et d'autres peuvent avoir, à l'inverse, une fonction toxique ou angoissante», en conclue Boris Cyrulnik à la suite d'un protocole expérimental déployé sur des années.

Si l'on quitte un instant cet espace scientifique, pour celui de l'ontologie, on trouve la même convergence, tentant de définir l'effet de la parole sur l'être. Écoutons Marc-Alain Ouaknin. Son propos évacue le mal que pourrait engendrer la parole, pour ne considérer que le seul effet positif potentiellement sous-tendu par cette dernière : «Chez l'homme, la parole porte toujours secours au corps et empêche toute définition purement biologique, qui le ramène à l'état animal. Parler, c'est mettre une barrière entre le corps et le monde d'exister avec des projets pour le futur. L'humain s'ouvre au delà des corps, dans le partage et le don de la vie, la capacité de vivre non pas dans le bien en général, mais dans la bonté très concrète».

«La parole comme une molécule» ou la parole comme éveil à l'humain, en appelle dans l'un et l'autre cas, à la même attente, à la même cohérence, fondées sur la bonne conscience que l'on pérégrine là en terrain familier, un terrain de jeux sans surprise aucune, puisque les relations de causes à effets sont parfaites.

Chacun peut comprendre que la parole, en son éclosion et son échange, puisse provoquer une sortie de l'enfermement de l'être. Il n'y a là rien de plus logiquement humain. Si l'on revient à la problématique posée par la rétraction douloureuse du psoas, on peut comprendre qu'une parole-geste, au sens ou nous l'avons définie plus haut, puisse être à l'origine d'un desserrage de ses fibres, d'un retour à une bienfaisante élasticité...

Fluidité, ouverture, et en fin de chaîne, la liberté... Une vraie question se pose? Sommes-nous là dans une séquence traduisant la réalité humaine ou bien sommes-nous à priori portés par un pseudo confort, lourd de projection et d'acceptation du fait culturel ?

Chapitre 12

HÂTER LA SORTIE DE L'ÊTRE OU FAVORISER LE VOYAGE A L'INTÉRIEUR DE SOI ?

Sortir de soi, quitter sa prison de muscles pour atteindre le calme, retrouver et sa sérénité et son ardeur à vivre suscitent notre adhésion et entraîne notre quête.

Comment pourrait-il en être autrement ? La séquence conduisant, on l'a vu, à cet état de choses, ne souffrirait aucune sorte de réticence. On se trouverait même en cette situation, en présence d'un théorème, voire d'un dogme puisant ses racines à l'aune de l'humanité.

Mais, à l'instar de Descartes s'interrogeant sur le bien fondé des évidences, rien ne nous empêche après tout de prendre du recul avec cette allégation, ne serait-ce que pour tenter d'aller plus loin dans l'exploration de l'être.

Et si la séquence dont il est question était trop belle pour être vraie ?

Et si elle n'était qu'une coque vide revêtue d'idéalité, une somme scléreuse de voeux pieux à ce que cela soit ainsi et pas autrement ?

Ne soyons pas frileux. Osons l'interrogation: la sortie de soi, la brisure de l'enfermement, induite par la parole et le geste, serait-elle la seule et bonne voie ?

Ce présupposé à l'aboutissement parfait, rendu «transparent» par la démarche phénoménologique, peut-il faire office de loi humaine ?

Aujourd'hui, s'agissant de cette séquence, le consensus règne. Il n'est guère d'autorité issue des sciences humaines, qui trouve là matière à refus, ou tout au moins s'aventure, intellectuellement s'entend, sur des chemins de traverse.

Le seul peut-être qui ait rompu avec ce consensus, pour faire entendre une voix différente, dont le nom est Michel Henry, vient de signer une oeuvre originale, laquelle prend à rebours le descriptif classique de l'extériorité de l'être afin d'atteindre la paix selon Robert Maggiori: «Gagner l'intérieur du sanctuaire de la conscience, et chercher à parvenir au point où l'essence se manifeste, dans la sphère plus intime, la sphère de la subjectivité». Et ajoute le critique de «Libération»: «C'est à cette notion, noyau central de la pensée moderne que Michel Henry donne un sens nouveau par rapport à celui que lui ont donné Descartes, Kant, Husserl, Heidegger ou Merleau-Ponty».

Le propos du philosophe Michel Henry nourri d'une intense réflexion sur les modulations de l'être, en son habitacle d'étant humain, se veut ferme. Sa recherche s'applique à «substituer à une phénoménologie du monde ou de l'être, une phénoménologie de la vie. «Brisant avec les démarches habituelles des philosophes contemporains, Michel Henry affirme: «Un recours à la phénoménologie ne se révélera fécond que s'il est capable d'opérer ce renversement de la phénoménologie elle-même».

Invitation donc au retour sur soi, comme s'il s'agissait de ne pas se laisser distraire par les transports de l'être, en restant intangiblement au plus près de soi, dans le sentir, le jouir ou le souffrir, dans l'écoute, comme le suggère Robert Maggiori d'une «auto révélation de la sensation de la passion en ce lieu nocturne qu'est la chair... c'est cela que Michel Henry appelle la vie».

Fort de ses arguments, le philosophe n'esquive pas une question majeure, laquelle ne saurait déborder le cadre de notre propre étude: «Si la vie invisible» questionne t-il «se dérobe aux prises de la pensée, comment pourrions nous bien entrer en rapport avec elle, en parler de quelque manière, ainsi que nous prétendons le faire ?».

A en croire Michel Henry, cette «vie invisible» pourrait néanmoins se dévoiler par le biais de la chair elle-même. Origine de l'origine, il faudrait à suivre l'auteur, se pénétrer de ses propres fibres et son propre sang, comme s'il s'agissait de se river à soi, de se rétracter à l'extrême pour expulser du sens. Un sens duquel s'échapperait l'incarnation du verbe. Mouvement inverse de la transcendance. Retour à l'immanence la plus radicale. Soi comme ouverture au tout autre, et non le tout autre comme ouverture à soi. La thèse de Michel Henry malmène quelque peu l'humanisme le plus convenu. L'auteur en est bien conscient, sans que cela affecte sa détermination à aller jusqu'au bout de sa démarche intellectuelle. Reprenons ses conclusions:

«Notre chair porte en elle le principe de sa manifestation, et cette manifestation n'est pas l'apparaître du monde. En son auto-impressionnalité pathétique, en sa chair même, donnée à soi en l'Archi-passibilité de la vie absolue, elle révèle celle-ci qui la révèle à soi, elle est en son pathos l'Archi-révélation de la Vie, la Parousie de l'absolu. Au fond de sa nuit, notre chair est Dieu...

On n'avait encore jamais demandé à la chair de détenir en elle le principe du savoir, et qui plus est, le savoir suprême. C'est pourquoi elle déconcerte et défie la sagesse des sages et la science des savants, toute forme de connaissance qui relève du monde, qui pense, mesure et calcule en lui tout ce que nous avons à penser, à faire et à croire. On n'avait encore jamais demandé à la chair de détenir le principe de notre savoir et de notre action, mais elle-même, quand la souffrance dit la souffrance, et la joie la joie, c'est la chair en effet qui parle, et rien n'a pouvoir contre la parole. De chair il n'y en a toutefois que par l'effet de sa venue en soi, dans une in-carnation, dans l'in-carnation du Verbe en l'Archi-passibilité de la vie absolue».

Arrêtons-nous un instant sur ces paroles graves. En suivant le développement à son terme -Michel Henry ne s'en cache pas- au tréfonds de la chair, et qui plus est en son cri de souffrance, c'est «l'oeil de Dieu» qui nous regarde...» C'est l'ivresse sans limite de la vie, l'Archi-jouissance de son amour éternel en son Verbe, son Esprit qui nous submerge...»

Ainsi, au bout du voyage intérieur, dans la proximité de sa chair donc, se profilerait la lumière Divine. Le Verbe. Avec ce qu'il suppose d'appel à sa sainteté, d'accueil de la gloire de l'Etre dans le sens de ce qui est. Revendication de la chair, en somme comme témoignage de la trace de Dieu en soi. Revendication de la souffrance de la chair comme prédisposition à se voir élu. En phase avec la Révélation annoncée par le Verbe...

Ces propos ne sauraient se laisser exposer sans que l'on songeât à les discuter tant leur portée théologico-politique est considérable, y compris bien sûr en aval, dans ce qui nous importe, au versant thérapeutique.

Une volée de questions ne manquent pas de nous assaillir. Et d'abord en priorité celle-ci: A ne s'en remettre qu'à la chair, rien qu'à la chair, ne risque ton pas de se fermer à tout écart entre soi et soi ? Le judaïsme par exemple, est parfaitement clair sur ce sujet. C'est sur la notion d'écart, de séparation, que se fonde la relation au divin. Koddech, qui signifie sacré, dit aussi la séparation. C'est le même mot en hébreu, pour signifier l'un et l'autre.

La souffrance consubstantielle à la chair enferme, c'est connu, l'être en lui-même. Disparition de l'écart. Comme le déclare Levinas: «La souffrance est un pâtir pur. L'être qui souffre est rivé à lui-même, sans pouvoir échapper, ne serait-ce qu'un instant, au poids de l'existence sur l'existant».

Avec Michel Henry, le non-écart est érigé en valeur suprême. Et même si au coeur de la chair résonne le Verbe, ce dernier ne fait semble t-il qu'exacerber le solipsisme du sujet. Le Verbe en question ne lui fait certainement pas quitter sa coque pour autant. Face à Dieu, il est seul. Toujours seul. Et Dieu n'aime probablement la solitude que dans la relation à autrui, dans la relation au visage de l'autre, dans la trace immémoriale de sa détresse portant dans son apparaître la finitude, l'étrangeté et l'amputation définitive de ceux que l'on aime. C'est en ce sens que l'on dit communément que l'on ne peut être Juif, seul. La prière juive exige une assemblée de dix hommes pour être conforme au rituel. Ce n'est pas un secret pour le judaïsme: la relation à l'idée de Dieu en passe immanquablement par autrui. L'idée de Dieu faisant suite à l'acceptation d'une pause de l'ego dans sa persévérance à être, par conséquent, à l'origine du surgissement de l'éthique, se tisse entre les hommes...

En revanche, chez Michel Henry, le Verbe n'a guère de consistance humaine. Il est soufflé par Dieu, tout en s'enrobant de chair humaine. Cet autocentrage, dépouillé donc de toute proximité véritablement humaine autre que soi, favorise t-elle l'éthique ? Nous en doutons. Et ce d'autant plus que naturellement cela nous conduit à nous demander si cet auto-centrage ne participe pas en fin de parcours à une divination de l'homme lui-même, comme l'a défini Luc Ferry: «En parallèle à l'humanisation du divin qui caractérise depuis le 17è siècle la montée de la laïcité en Europe, c'est aussi à une divinisation de l'humain, que nous assistons, liée à un événement majeur: la naissance de la famille et de l'amour modernes qui fondent le lien social le plus précieux, non sur la tradition, mais sur le sentiment et l'affinité élective. Aux transcendances verticales de jadis, Dieu, la Patrie, la Révolution, s'oppose de plus en plus celle, horizontale, des simples humains. Avènement de l'Homme-Dieu ?», s'interroge à juste titre le philosophe.

Le débat reste entier, sans toutefois perdre de vue que ce qui s'applique à l'humain requiert d'infinies nuances. Renversement de la phénoménologie jusqu'à rencontrer le souffle de Dieu au tréfonds de sa chair d'un côté, et exil de sa souveraineté par la révélation de la faiblesse d'autrui par ailleurs, sont -nous en sommes conscients- une façon par trop réductrice de présenter les choses.

Par simple souci intellectuel, il convient en effet d'affiner les données du débat, au risque de succomber à la séduction d'une pitoyable caricature qui serait contraire à notre démarche de recherche de sens relative à la souffrance musculaire, donc de l'homme...

Alors, redécomposons sereinement ces données, car elles offrent un intérêt non négligeable pour la métaphysique, elles s'avèrent d'importance également conséquemment pour l'approche de la relation humaine.

En vérité, dans l'une et l'autre proposition, bien des éléments sont bons à prendre. Ainsi, le retour en soi, la descente en soi-même, ne saurait être antinomique avec la soif de Dieu. La Révélation en son surgissement fait même de cette descente en soi, un préalable pour s'éveiller à la transcendance. Écoutons Catherine Chalier à ce sujet: «La Révélation désigne dans le texte hébraïque, l'événement d'une descente. Descente de la transcendance dans l'immanence du monde, descente de la parole ou du Davar de Dieu vers les hommes...». Jusque là, il n'y a guère de désaccord probant. On peut même admettre que dans les deux thèses cette Parole puisse déloger l'homme de sa souveraineté en lui faisant renoncer comme le souligne Catherine Chalier à: «La glorification de soi ou le souci de sa propre perfection».

Très bien. Mais on ne saurait raisonnablement en rester là, car poser cette allégation nous confine à une sorte de passivité dans l'acceptation. Il nous faut donc oser l'aventure du penser... et s'engager plus loin encore, en tentant de nous approcher au plus près de ce qui est. Le sens, on en revient toujours là. Retour sur soi ou sortie de soi, relève t-il d'un sens ?

Que peut-on raisonnablement dire de ces modalités de l'être, si ce n'est de projeter sur elles nos propres fantasmes ?

Dès qu'il est question de l'humain, le sens n'est qu'attente. Cela, nous le savons. C'est pourquoi, opter pour l'une ou l'autre de ces modalités, ne renvoie à rien d'autre qu'une spéculation, avec tout ce qu'elle suppose de réserve et de crédibilité mêlées. Face à la problématique posée par la souffrance du muscle psoas, c'est bien la sortie de soi qui nous apparaît comme l'une des voies possibles conduisant à l'éventuel apaisement. D'abord, parce que dans l'appel au retour de soi, l'écart, on l'a vu, n'est pas pris en compte. Ensuite, parce que nous faisons notre les propos de Luc Ferry quant à son approche du sens incombant à l'humain:

«Le sens n'existe que dans une relation de personne à personne, que dans le lien qui unit deux volontés, qu'elles soient pensées ou non comme purement humaines. Les cosmogonies qui nous appellent à sublimer le moi, à nous élever au-dessus des illusions de la subjectivité afin de nous détacher de nous-même et de nous préparer à la mort, assignent ainsi pour seul et unique sens à la vie humaine... de faire en sorte que l'on se débarrasse à jamais de la problématique du sens».

Si l'on suit Luc Ferry, il faut être au moins deux pour construire du sens. C'est que de soi à soi, il manque le tiers. Et même si Dieu était ce tiers, il n'est que désir, transcendance pure. Il appelle le sens sur lui et non le contraire. Jusqu'à plus ample informé, il ne construit pas le sens, mais le sollicite.

Face à soi, en face de soi, rien que soi, y a t-il une possibilité d'arrachement au pâtir pur dont parle Levinas ? C'est à voir. En tous cas, Michel Henry en défend l'hypothèse. Au fond de soi, au bout de la chair, n'y aurait-il pas de l'autre sous la forme d'un verbe immémorial ?

La question a le mérite d'être posée. Mais là n'est pas l'essentiel.

L'essentiel n'est ni de savoir si l'on est pour la sortie de soi ou le retour en soi, pour s'arracher à l'implacabilité de la chair, mais bien plutôt de tenter de percer si en amont, un alphabet de sens s'inscrit dans l'enveloppe musculaire du corps.

On en revient à la problématique première posée dans cette recherche: le muscle, et en particulier le psoas, dispose t-il d'un alphabet pour dire les tourments de l'être ou bien ce même muscle n'est-il tout bonnement que le reflet de ce qui est ?

V.

LE PSOAS, REFLET DE L'HUMAIN

Chapitre 13

RETOUR SUR LES TRAVAUX D'ANTONIO DAMASIO

En son achèvement, le siècle aura permis que se réalise une avancée considérable dans le domaine des neuro-sciences. Sous la conduite d'Antonio Damasio, professeur à l'hôpital Universitaire dans l'Iowa, États Unis, une série d'expériences en effet ont montré que dès que nous éprouvons une émotion, cette dernière peut être directement visualisée au niveau de la région cérébrale concernée. Les expériences ont été menées avec le concours d'une quarantaine de volontaires, lesquels ont reçu des injections intraveineuses de molécules radioactives. Ces mêmes molécules ont pu être suivies grâce à une technique de tomographie par émission de positons produisant des photons de lumière au contact d'électrons dans la zone cérébrale...

Les résultats laissent plutôt rêveur: cette technique d'imagerie cérébrale permet en effet d'observer que chaque type d'émotion sollicite une zone bien précise du cortex, laquelle envoie des influx dans tout le corps.

Tristesse, joie, peur ou colère, chacun de ces états émotionnels provoquent une réponse ou bien laissent une trace sous forme d'un débit sanguin plus intense au niveau du cortex préfrontal ventromédian, de l'hypothalamus ou encore du tronc cérébral, ce dont témoignent les données à l'ordinateur, en montrant les zones qui sont le siège d'émotions en trois dimensions.

Pour déclencher cette réaction en chaîne dans tout le corps, il ne suffit que de se remémorer un événement triste ou douloureux affectivement, et ce sont des myriades de paramètres physiologiques qui se modifient. Non seulement au niveau de la sphère cérébrale comme on vient de le voir, mais également la conductibilité électrique de la peau, le rythme cardiaque, etc... font bien la preuve que la simple évocation d'un «événement émotionnel» chez le sujet, sont à l'origine de changements sensibles.

Force est de constater que nous savions tout cela. La grande innovation provient du fait que désormais l'effervescence suscitée par ces états émotionnels, sont pour ce qui concerne la sphère cérébrale, directement objectivable sur écran. Il y a là quelque chose de proprement hallucinant. La sophistication des techniques en matière d'imagerie fait beaucoup aujourd'hui pour réduire le hiatus entre le corps et l'esprit, ou tout au moins faire admettre que «les états de l'âme» qui ont longtemps résistés à l'investigation biologique,puissent retrouver une certaine crédibilité sur la scène des neurosciences.

Mais ce n'est pas tout. Ce que nous apprennent les travaux de Damasio, c'est que l'émotion, quelque forme qu'elle puisse revêtir, précède toujours le vécu ou le sentiment que nous pouvons avoir de cette émotion. Il y aurait ainsi une sorte de décalage entre l'empreinte brute laissée par les influx émotionnels au niveau cortical et ce qu'elle procure au prisme de la conscience. Même si ce décalage est infime, il convient de ne pas l'ignorer, car il rend l'homme encore plus humain.

Ce décalage à partir duquel se ferait la montée à la conscience de la perception d'une émotion, témoigne de ce que nous ne sommes pas totalement englué dans le despotisme des neurones. En permettant ce recul, c'est tout l'être-corps qui semble, l'espace d'un instant, se dégager de lui-même. Et ceci n'est pas rien, car notre liberté ontologique pourrait y puiser là son fondement originel.

Mais on l'aura compris, ce recul infinitésimal, ce «presque rien» si cher à Vladimir Jankelevitch, n'est pas suffisant pour entamer en quoique ce soit, l'entité psychosomatique. En fin de compte, cet écart plaide pour l'assomption d'une vie de la conscience au sein de l'indéfectible unité de l'être. Il y a là «un plus» essentiel que suggère les travaux de Damasio. En effet en résumant très schématiquement son oeuvre avec Catherine Vincent à travers un article de vulgarisation paru dans «Le Monde» en date du 22 septembre 2000, on peut dire que: «Afin de construire le monde qui nous entoure, notre cerveau ne s'appuie pas seulement sur ce que nous percevons et ce que nous savons, mais aussi sur ce que nous ressentons. Autrement dit sur nos sentiments, que Damasio définit comme «l'expérience mentale et privée d'une émotion», et qui suggère t-il, «se tiennent au seuil même qui sépare l'être du connaître, bénéficiant ainsi du lien privilégié avec la conscience».

Dans des organismes équipés d'une conscience, c'est à dire capables de savoir qu'ils ont des sentiments, celle-ci permet à l'émotion «d'imprégner le processus de pensée par l'entremise du sentiment». La conscience étant comme l'émotion, biologiquement consacrée à la survie de l'organisme, elle améliorerait ainsi la capacité de l'organisme à répondre de façon adaptée à son environnement». A l'appui de ces observations, s'il ne fait aucun doute que la conscience intelligible ne saurait se passer de ses bases émotionnelles, il n'empêche que cette dernière ne peut envisager d'éprouver en toute clarté les infinies modalités de l'être.

C'est que l'humain vit inéluctablement sous le signe du manque, et bien sûr conséquemment sous celui de l'imperfection...

Chapitre 14

UNE CÉCITÉ SUSCEPTIBLE DE NOUS ÉVITER DE SOMBRER

En partant de l'expérience de Damasio, laquelle on vient de la voir «objectivise» l'unité de l'être tant recherchée, rien ne nous interdit d'appliquer les données de ces expériences, tout au moins pour ce qui en découle, au muscle psoas.

Les influx émotionnels commandant à l'ensemble de l'organisme à partir de la sphère cérébrale, le muscle tout comme la peau, les glandes sudoripares ou les corticosurrénales sont directement concernés par les différentes modalités de la vie de l'être. En allant à l'essentiel, on peut même avancer que le muscle est le reflet de ce qui est. Sa rétraction, son changement de forme, ses échanges biologiques dépendent étroitement en amont de ses influx tensionnels. Et ce, quelque soit leur mode d'apparition. Il y a là, une sorte de loi universelle à laquelle nul ne saurait échapper.

Bref, le muscle vibre de la vie de l'être, et pourtant, bien qu'il soit si aisé aujourd'hui d'en faire la démonstration, il semble que ce phénomène proprement humain, se refuse à entrer dans le champs de nos consciences.

A la limite, on se «pense» hors d'atteinte. Notre «soi», à l'instar d'une forteresse imprenable, se jouerait des facéties qui se trament dans les cellules les plus enfouies de notre corps. Par essence, nous serions stricto sensu invulnérables…Tout ce qui est susceptible de rompre le fameux silence des organes ne viendrait que d'une cause ou de causes extérieures à soi ! En tous cas, pas de notre substantivité, qui elle, serait quoiqu'il arrive, toujours parfaitement intègre.

Mais cette cécité ne saurait contourner ce qu'il en est de notre essence humaine.

«Le moi, de pied en cap, jusqu'à la moelle des os, est vulnérable» dit Levinas.

Rien n'est plus juste. La proximité des êtres en souffrance nous le confirme chaque jour davantage. Au fond, cette vulnérabilité adhère tant à l'être, qu'on n'ose pas un instant imaginer qu'elle puisse nous duper nous-mêmes. Cette cécité est-elle bien réelle ou bien ne l'est-elle pas ?

Pour Levinas, il ne fait aucun doute que la vulnérabilité soit concomitante d'une «lucidité certaine». «L'impuissance ou l'humilité du souffrir est en deçà de la passivité du subir. Le mot sincérité prend ici tout son sens: se découvrir sans défense aucune, être livré. La sincérité intellectuelle, la véracité, se réfère déjà à la vulnérabilité, se fonde en elle». L'autorité du philosophe ne suffit pas à nous faire totalement admettre ce point de vue. Peut-on en effet raisonnablement affirmer qu'une conscience absolue de ce qui se joue en notre être, soit profitable d'aventure à l'humaine condition ?

Nous nous permettons d'en douter. La cécité, tout comme le besoin fondamental de sens, entrevu dans une étude antérieure, participent plutôt selon nous, d'une aide à vivre, en refusant peu ou prou, notre inéluctable marche vers la fin, notre involution mortifère, ou bien comme l'eût dit Heidegger notre destin de «Dasein», «d'être pour la mort». Ce refus de voir, cette cécité enfin, même partielle, nous éviterait de sombrer face à l'incommensurable angoisse que représenterait l'éventuelle confrontation à l'ultime réalité de l'être.

Le cri émis par le muscle, et on l'a vu en particulier le psoas, renvoie à cette problématique.

Alors, si ce cri est inaudible pour moi, aurait-il quelque chance d'être perceptible par autrui ? Nous en revenons aux questions abordées au commencement de cette étude...

Autrui. Tel est peut-être la piste à suivre. Autrui et notre dégrisement consubstantiel en sa proximité. Encore une fois, Levinas le suggère:

«La relation avec autrui, me met en question, me vide de moi-même et ne cesse de me vider en me découvrant des ressources toujours nouvelles. Je ne me savais pas si riche, mais je n'ai plus le droit de rien garder».

SOMMAIRE

4 ÈME PARTIE:
UN DÉBAT MODERNISSIME

5 ÈME PARTIE:
LE PSOAS, REFLET DE L'HUMAIN

OUVRAGES DE RÉFÉRENCES DANS LE CADRE DE CET ESSAI

- *Catherine Chalier:* "Lévinas, l'utopie de l'humain", Éditions Albin Michel

- *Catherine Clément:* "Vie et légende de Jacques Lacan", Éditions Grasset 1981

- *Boris Cyrulnik:* "De la parole comme d'une molécule", Éditions Points- Essai. Eshel

- *Luc Ferry:* "L'homme-Dieu ou le sens de la vie", Éditions Grasset

- *Sigmund Freud:* "Abrégé de psychanalyse", traduit de l'allemand par Anne Berman

- *Martin Heidegger:* "L'être et le temps", Éditions Gallimard 1964

- *Michel Henry:* "Incarnation, une philosophie de la chair", Éditions Seuil, octobre 2000

- *Vladimir Jankelevitch:* "Le je ne sais quoi et le presque rien" tome I et II, Éditions Points Seuil

- *Emmanuel Levinas:*
- "Le temps et l'autre"Ÿ, Éditions Fata Morgana
1979, (Paris Arthaud 1947)

- *"L'humanisme de l'autre homme"*,
Éditions Fata Morgana 1972

- *"Éthique et infini"*, dialogues avec Philippe
Nemo, Éditions Fayard et Radio France 1982

- *"Entre nous"*, Essai sur le penser à l'autre,
Éditions Grasset 1991

- *Henri Meschonnic,* Professeur de linguistique à
l'Université Paris VIII

- *Intervention dans la "Bible au présent",*colloque des
  intellectuels juifs, données et débats, Éditions
  Gallimard, collections Idées 1982.

- *Claude Olivenstein:* "Le non-dit des émotions",
Éditions Odile Jacob 1990

- *Marc Alain Ouaknin*
- "Lire aux éclats, éloge de la caresse",
Éditions Quai Voltaire 1992

- "Bibliothérapie, lire c'est guérir", Éditions du
Seuil, collection la couçleur des idées

- "Méditations érotiques, essai sur Emmanuel Levinas", Éditions Balland, 1992

- "Concerto pour quatre consonnes sans voyelle, au delà du principe d'identité",

Éditions Balland 1991

- "Tsimtsoum, introduction à la méditationhébraïque", Éditions Albin Michel 1992

- *J. B. Pontalis:* "Entre le rêve et la douleur", Éditions Gallimard 1977

- *Richard Rossin:* "L'Aleph-Beth, l'univers est une histoire d'amour", Éditions Sens et Tonka 2000

- *Revue mensuelle "Nature Neuro science"*, octobre 2000

- *Journal "Le Monde"* du 22 septembre 2000, article de Catherine Vincent

- *Journal "Libération"* du 12 octobre 2000, article de Robert Maggiori